LE
CONSERVATEUR ET LE RECONFORTATEUR
DES
FACULTÉS GÉNITALES
CHEZ L'HOMME ET LA FEMME ;

L'ART DE GUÉRIR

Les Affections accidentelles et non absolues dont elles sont susceptibles, telles que :

L'IMPUISSANCE,
LA STÉRILITÉ,
LES ATONIES
Ou DÉBILITÉS SEXUELLES, ETC.

PAR

LE DOCTEUR **MOREL**, DE RUBEMPRÉ,

De la Faculté de Paris, Memb. de plus. Sociétés savantes, etc.

Ouvrage théorique et dogmatique tout-à-fait nouveau, fruit d'une longue *pratique toute spéciale* et n'ayant absolument rien de commun avec les divers *Traités sur la génération et les maladies secrètes* publiés précédemment par l'auteur comme par tout autre.

CHEZ L'AUTEUR,

Rue Saint-Martin, Nº 34, A PARIS.

1836.

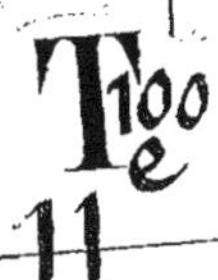

CONSERVATEUR ET LE RECONFORTATEUR

DES

FACULTÉS GÉNITALES

CHEZ L'HOMME ET LA FEMME ;

L'ART DE GUÉRIR

Les Affections accidentelles et non absolues dont
elles sont susceptibles, telles que :

L'IMPUISSANCE,
LA STÉRILITÉ,
LES ATONIES

OU DÉBILITÉS SEXUELLES, ETC.

PAR

LE DOCTEUR **MOREL**, DE RUBEMPRÉ,

De la Faculté de Paris, Memb. de plus. Sociétés savantes, etc.

Ouvrage théorique et dogmatique tout-à-fait nouveau, fruit
d'une longue *pratique toute spéciale* et n'ayant absolument
rien de commun avec les divers *Traités sur la génération
et les maladies secrètes* publiés précédemment par l'auteur
ou par tout autre.

———

CHEZ L'AUTEUR,

Rue Saint-Martin, Nº 34, A PARIS.

—

1836.

IMPRIMERIE DE Mᵉ Vᵉ DELAGUETTE, SAINT-MERRI, 22.

LE

CONSERVATEUR

ET LE

RECONFORTATEUR

DES

FACULTÉS GÉNITALES

(Puissance coïtive et reproductive)

CHEZ L'HOMME ET LA FEMME.

« L'homme porte en lui une cause d'activité
» permanente, un *stimulus veneris*, toujours
» préparé, toujours présent, depuis la puberté
» jusqu'à la décrépitude. Qu'il repousse cet
» aiguillon qui le porte vers l'autre sexe, ou qu'il
» en abuse, ces deux extrêmes, effets du célibat,
» lui sont également nuisibles, et c'est ce qui lui
» rend le mariage un véritable besoin, un véritable
» moyen d'éviter la douleur, de conserver la
» santé et de prolonger son existence. »

Prof. FODÉRÉ.

AVIS AUX CONSULTANS.

Le Cabinet de Consultations du DOCTEUR
MOREL *n'est ouvert que depuis midi jusqu'à
trois heures ,*

TOUS LES JOURS
(Excepté le Dimanche),
Rue Saint-Martin , Nº 34 ,
et
Rue Saint-Merri , Nº 46 ,
(Maison et Passage J A B A C H).

Pour les Personnes qui ne connaissent pas le français ,
l'auteur traite aussi (soit en personne, soit par correspondance) en *latin,* en *anglais,* en *allemand.*

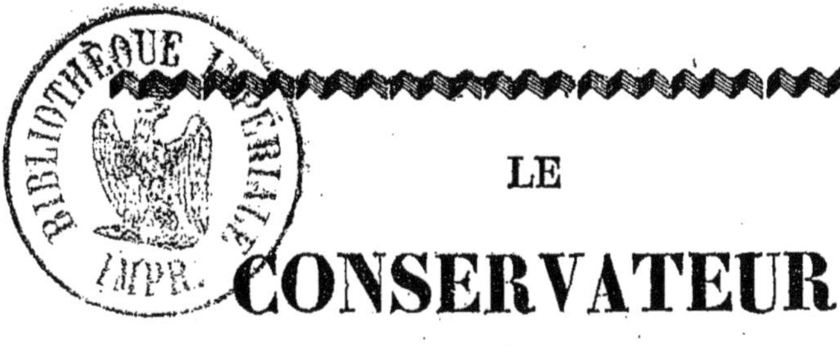

LE
CONSERVATEUR
ET LE
RECONFORTATEUR
DES
FACULTÉS GÉNITALES.

CHAPITRE PREMIER.

Coup d'œil général et philosophique sur la puissance génitale, la perte et l'affaiblissement de cette précieuse faculté.

« Nous sommes excités à la conservation de notre espèce par
» un sentiment aussi vif, aussi involontaire que celui qui nous
» attache à la conservation de notre individu. »
ROUSSEL (*Syst. phys. et mor. de la femme.*)

« La mutilation sépare l'homme de son espèce, et la flamme
» divine s'éteint presque entièrement dans son cœur, à la suite
» de la perte fatale qui le prive des plus doux rapports établis
» par la nature entre des êtres semblables. »
CABANIS (*Rapp. du phys. et du moral de l'homme.*)

LA GÉNÉRATION, c'est-à-dire, cet ensemble d'admirables fonctions par lesquelles les êtres vivants se rapprochent avec délice, se fécondent, se renouvellent, se propagent et perpétuent leur espèce, est bien loin de se montrer moins susceptible de désordres que la digestion, la circulation, la respiration et toutes les autres fonctions qui président au maintien de la vie. Comme toutes ces dernières, en effet, l'œuvre de la reproduction se trouve confiée à des organes sujets à diverses lésions et ne pouvant remplir régulièrement le rôle compliqué qui leur est dévolu qu'en vertu des forces vitales qui régissent l'économie entière, c'est-à-dire la sensibilité, la contractilité, la caloricité, l'expansibilité, la sympathie et la synergie. Il est donc tout aussi naturel de se livrer particulièrement à la recherche des divers obstacles à l'exercice convenable du *coït*, ou rapprochement intime des deux sexes, ainsi qu'à la fécondité, à l'heureuse issue des grossesses, etc., qu'à l'étude spéciale de la perte ou de la dépravation de l'appétit, de la difficulté ou de la perversion des digestions, de l'amaigrissement et du dépérissement du corps, etc., etc.

Tant pour la conservation de l'existence et le bien-être des individus que pour l'éternisation des espèces, il plut à la nature d'attacher des sensations plus ou moins agréables à l'exercice des fonctions vitales, et cette vérité s'applique parfaitement aux conceptions les plus brillantes d'une imagination heureuse et enchantée, comme aux derniers actes dits purement animaux et instinctifs.

L'observation démontre que les appareils organiques se montrent d'autant plus susceptibles de désordres et de maladies qu'à l'exercice de leurs fonctions se trouvent attachées des jouissances plus vives et, par conséquent, plus ardemment recherchées. Personne n'ignore que les lésions de l'estomac, des sens, des nerfs et du cerveau sont infiniment plus fréquentes que les maladies du cœur, des artères, des veines, etc. La raison bien simple en est le penchant naturel que nous éprouvons généralement pour les mets les plus savoureux, les liqueurs les plus délicieuses, les épices les plus stimulantes, les impressions les plus capables de flatter vivement les sens, d'agacer les esprits, de remuer profondément l'ame, le cerveau, les nerfs, etc. D'où la fréquence des irritations primitives des susdits organes, et, consécutivement, le manque d'activité de ces puissans instrumens de la vitalité.

Parmi toutes les voluptés capables de venir verser un doux baume de consolation sur les maux toujours plus ou moins nombreux auxquels nous soumettent nécessairement les puissances désorganisatrices, il n'en est assurément point qui fassent naître dans nos ames des sensations aussi délicieuses, aussi vives, et en même temps aussi profondes que ces plaisirs ineffables par l'attrait irrésistible desquels la nature reproductrice sait nous faire contribuer au maintien du riant printemps dont cette mère commune voulut que le monde animé nous offrît éternellement le brillant et magnifique spectacle. De-là les excès presque toujours funestes auxquels nous ne nous laissons que trop souvent entraîner quand le dieu de l'amour vient nous soumettre à son puissant empire ; de-là aussi la fréquence, même dans les plus beaux jours de l'existence, même chez les personnes les plus heureusement constituées, les plus robustes, les plus saines et les plus raisonnables, la fréquence, disons-nous, de ces affections génitales connues généralement sous l'une des dénominations d'*impuissance*, de *stérilité*, d'*anaphrodisie*, d'*atonie sexuelle*, de *débilité génitale*, de *faiblesse en amour*, etc.

Vu la fréquence de si cruelles affections, il paraîtra sans doute bien étonnant qu'aucun auteur du premier ordre ne s'en soit point encore occupé d'une manière spéciale, ou du moins d'une manière unique, surtout quant à ce qui concerne la *théorie et la pratique exclusive* réunies. Serait-ce parce que les esprits transcendans auraient redouté de n'avoir paru consacrer leurs talens éminens et leurs longues veilles qu'à l'étude des fonctions et des maladies d'un ordre d'organes que l'on qualifie assez généralement de l'épitèthe de *honteux ?* Pour nous, qui ne voulons et ne pouvons sans doute prendre rang parmi ces brillans génies ; pour nous, qui ne trouvons absolument rien que de grand, de noble et de majestueux dans toutes les œuvres du Créateur de l'univers ; pour nous, enfin, qui avons toujours éprouvé un penchant tout particulier pour la contemplation de cette belle série de fonctions en vertu desquelles l'homme semble se montrer, pour ainsi dire, l'égal de la nature créatrice, en faisant, par le seul attrait du plaisir, surgir du néant des êtres raisonnables et parfaits qui devaient y rester à jamais plongés, nous n'hésitons nullement à confesser que l'étude de ces étonnantes fonctions ainsi que celle des désordres dont elles sont susceptibles, forment l'objet spécial, nous pourrions même dire l'objet unique de nos ardentes recherches médicales, et que ce n'est qu'après bientôt dix ans de nouvelles investigations constantes et d'une pratique à peu près exclusive, que nous allons bientôt offrir ce nouvel ouvrage au public sur les causes, la nature et le traitement méthodique des affections indiquées dans le titre de ce premier prospectus.

Nous verrons parfaitement dans cet écrit, qu'abstraction faite de quelques exceptions qui seront sévèrement exposées, les organes génitaux se trouvent soumis aux mêmes lois générales qui régissent tous les autres appareils, c'est-à-dire, qu'ils remplissent d'autant plus convenablement les fonctions qui leur sont assignées qu'ils sont mieux conformés et plus sains; que la santé générale est plus parfaite ; que l'estomac et autres organes essentiels internes sont plus robustes; que

l'économie se montre plus exempte de toute infection vénérienne, mercurielle, cancéreuse, etc. ;
que les esprits vitaux se trouvent animés
par des idées plus agréables et plus gaies ; que
l'on se conforme davantage aux lois sages de la
salutaire hygiène, en un mot, que les organes
de la volupté comme le corps entier, se trouvent
doués d'une plus grande dose de puissance vitale.

Nous aurons soin de placer sous les yeux de
nos lecteurs l'importante liste des modificateurs
spéciaux de l'appareil reproducteur, telle que
nous l'a fait connaître notre immense pratique
dans le traitement des lésions de la puissance
génitale. Nous verrons bien clairement que de
même qu'il existe des substances douées de la
propriété spéciale de stimuler le cerveau, d'agir
comme émétiques, d'exciter l'appétit, de fortifier l'estomac, de favoriser la digestion, de
donner naissance à la confection d'une plus
grande dose de chyle réparateur, etc., de même
il est de nombreux alimens, condimens, boissons
et autres moyens jouissant éminemment de la
vertu de corroborer les parties génitales; de leur
communiquer plus de fermeté et d'élasticité ; de
donner lieu à la préparation d'une plus grande
dose de liqueurs séminales ; de rendre les érections plus fréquentes, plus fortes et plus durables;
de prévenir la trop grande précipitation des éjaculations, ainsi que les pertes involontaires du
sperme, soit diurnes, soit nocturnes, éjacula-

tions et pertes presque toujours trop promptes et trop souvent répétées, surtout dans certaines situations où tout semble conspirer pour inspirer des passions dont l'ardeur se trouve bien rarement en harmonie avec la dose réelle des forces intrinsèques, et lesquelles pertes, outre l'impossibilité qu'elles entraînent très-promptement de procurer à l'objet caressé les plaisirs que les lois de la réciprocité le mettent en droit d'espérer, ne peuvent tarder de porter dans les nerfs, le cerveau, l'ame et l'économie entière, le plus grand relâchement, le malaise le plus insupportable, le découragement, la tristesse, la mélancolie, l'hypocondrie et le dégoût de la vie.

Ce n'est donc point seulement pour l'attrait de la volupté et pour la force reproductive qu'il faut quelquefois s'efforcer d'activer la puissance sécrétoire de la liqueur spermatique, mais encore parce que ce liquide communique à l'économie entière une énergie sans laquelle toutes les fonctions ne peuvent se montrer que des plus languissantes, vérité parfaitement sentie par Borellus lorsqu'il dit : « *Semen in testibus elabo-* » *ratum est potissimum elixir seu balsamum, ne-* » *dùm prolificum, sed etiam animam et corpus* » *augens et perficiens.* »

Aussi, l'expérience a-t-elle bien constaté que les moyens les plus capables de corroborer l'appareil génital et de donner lieu à la sécrétion d'une plus grande dose de liqueur séminale jouis-

sent également de la faculté de fortifier l'économie entière, de faciliter le jeu de tous les organes, d'activer l'exercice des fonctions cérébrales, d'inspirer des idées plus gaies, en un
mot, de faire naître un sentiment de bien-être
physique et moral des plus satisfaisans.

CHAPITRE SECOND.

Signification des expressions ordinaires Impuissance , Stérilité , Anaphrodisie , Atonie
génitale, Débilité sexuelle , etc. *Quelles
sont les causes les plus fréquentes de ces divers
états maladifs.*

« Qui vir maturæ ætatis rem veneream exercere non potest
» cum effectu, impotens dicitur. Vitium hoc quærendum, 1° in
» genitalibus organis, 2° in liquore, 3° in actione, 4° in partibus
» adjacentibus, 5° in toto corpore. »

Prof. Gorter.

Il y a bientôt dix ans que dans plusieurs de
nos traités sur la reproduction, notamment dans
nos Secrets et notre Code de la Génération,
nous consacrâmes quelques pages seulement aux
diverses affections dites assez généralement *impuissance, anaphrodisie,* etc., ainsi qu'aux moyens
d'en opérer la guérison par les formules quali-
fiées primitivement de *toni-gastro-génitales,* c'est-
à-dire douées de la propriété de corroborer,
non seulement les organes de la reproduction,
mais encore l'estomac, le reste du canal alimentaire , et , conséquemment , la totalité de l'économie vivante.

A cette époque nous n'avions guère étudié les divers obstacles à l'accomplissement des vœux de la nature sur l'un et l'autre sexes, que sous le rapport des causes débilitantes, comme usage abusif et prématuré des plaisirs sexuels, certains amusemens solitaires, fatigues excessives, veilles trop prolongées, maladies antécédentes, faiblesse de la constitution, passions tristes, etc., etc.

Toutefois, le peu de données que nous fournîmes alors sur la puissance génitale, les lésions dont elle est susceptible et sur le traitement de celles-ci (données qui, du reste, n'étaient guère que le fruit d'observations qu'auraient pu faire tout autre praticien de notre spécialité), renfermaient quelques vues nouvelles qu'ont su apprécier une foule de personnes des deux sexes de tous pays et de toutes classes, lesquelles sont venues nous consulter en personne ou par correspondance sur lesdites affections, et nous ont fourni ainsi une masse très-considérable de faits nouveaux du plus haut intérêt, qui ont servi à l'édification du présent écrit, ouvrage *ex professo*, *à la fois théorique et pratique*, lequel, sous ce triple rapport, ne trouve absolument rien de semblable dans les bibliothèques médicales, soit nationales, soit étrangères; car nous ne pouvons considérer ainsi, ni les opuscules des savans professeurs Grüner, Meisner, Wilkinson, etc., ni les observations détachées des célèbres professeurs Haller, Sprengel, Hildebrandt et de tant d'autres auteurs distingués , que nous avons néanmoins consultés avec fruit ; ni surtout quelques feuilles volantes publiées en France , lesquelles , loin de constituer des traités réels sur *l'art de guérir l'impuissance, la stérilité,* etc., ne consistent qu'en de véritables prospectus de *panacées aphrodisiaques ,* de moyens *stimulo-génitaux* presque toujours irritans, convenant, selon leurs auteurs, à tous les âges, à tous les tempéramens ; de moyens *mécaniques* propres à forcer momentanément l'influx du sang ; d'*arcana ad magnanimitatem ;* d'un cortége de remèdes secrets non moins nombreux que celui dont nous voyons chaque jour le charlatanisme spéculatif s'entourer pour la guérison des maladies syphilitiques ou vénériennes, dont le traitement est cependant devenu de nos jours si simple et en même temps si radical.

L'une des principales raisons pour lesquelles nous ne possédons aucun traité *ex professo* réellement théorique et pratique sur les diverses lésions génitales connues sous les dénominations d'*impuissance ,* de *stérilité ,* d'*anaphrodisie,* etc., est l'idée fausse que presque tous ont attachée à ces diverses expressions. En effet, par ces mots, l'on n'a presque toujours entendu que des *entités morbides* indépendantes de l'organisme et des forces vitales en général, comme de la vie individuelle.

Chacun comprendra que les fonctions de la

reproduction ne peuvent s'exécuter convenablement qu'autant que les organes auxquels elles
sont confiées se montrent bien constitués ,
robustes et sains. C'est ainsi qu'il n'est point
de circulation régulière avec un cœur malade;
pas de bonnes digestions avec un estomac débile;
pas de respiration revivifiante avec des poumons
plus ou moins altérés , et ainsi de suite pour
tous les autres organes et actes d'où résulte la
vie. Pareillement, il n'est point de puissance
génitale réelle sans une heureuse disposition des
différentes pièces dont se compose l'appareil
sexuel.

D'après les considérations précédentes , nous
devons pour toutes consultations de l'ordre qui
nous occupe ici, nous devons, dis-je , avant de
procéder au traitement, constater non seulement
l'état actuel des organes de la génération, mais
encore celui de la santé générale, tant sous le
rapport du physique que sous celui du moral,
à l'effet d'apprécier aussi rigoureusement que
possible les obstacles réels à l'exercice régulier
des diverses fonctions dont se compose la génération , et conséquemment les moyens curatifs
spéciaux auxquels il convient de recourir dans
l'espèce.

N'existe-t-il aucune affection *idiopathique* ou
locale dans les organes de la génération ? Nous
devons alors porter attentivement nos regards sur
certaines maladies susceptibles de se manifester

dans leur voisinage, comme hydropisies , hernies et toutes autres grosseurs non naturelles capables d'exercer une compression nuisible sur les testicules, les nerfs, les vaisseaux spermatiques, etc.

N'avons-nous aucun de ces deux cas ? Nous dirigerons nos recherches vers les organes qui entretiennent avec l'appareil sexuel les rapports sympathiques de voisinage les plus étroits, c'est-à-dire les reins et la vessie, dont les affections peuvent exercer une fàcheuse influence sur les facultés génitales.

Ne nous trouvons-nous dans aucun des cas ci-dessus exposés? Alors nous devrons porter nos investigations vers les causes dites proprement sympathiques, et avant tout sur les organes essentiels internes, sans les bonnes dispositions desquelles il ne peut exister de véritable puissance génitale, c'est-à-dire sur *l'estomac* et le reste de l'appareil digestif, qui préparent les matériaux de toute alimentation ; sur les *poumons*, qui sanguifient le chyle et revivifient le sang appauvri et altéré par la circulation ; sur le *cœur*, qui lance à tous les organes du corps les élémens de leur nutrition, de leur chaleur et de leurs sécrétions ; sur le *cerveau*, la *moëlle vertébrale* et les *nerfs*, qui distribuent les principes de toute sensibilité et de toute activité.

Mais ce ne sont point là les seules causes sympathiques susceptibles de porter des atteintes

2

plus ou moins graves aux facultés génitales ; il faut encore en rechercher 1°. dans les dispositions du moral, et notamment dans les passions ardentes, les erreurs d'une imagination frappée; 2°. dans des défauts de correlation physique et morale des époux ; 3°. dans des tempéramens exagérés, et qu'il importe alors de corriger ou de modifier autant que possible; 4°. dans la constitution générale, qu'il faut fortifier, quand elle est débile ; 5°. dans l'état de l'embonpoint : l'obésité comme la maigreur excessive pouvant exercer une influence nuisible sur les mêmes facultés.

Il est en outre des causes des susdites lésions génitales qui consistent en certaines maladies dites par infection, comme la *syphilis* ou maladie vénérienne, la diathèse cancéreuse, scorbutique, mercurielle, etc., qu'il faut conséquemment déraciner pour établir ou rappeler les puissances sexuelles. (*Impotentia ad venerem..... morbis venereis frequenter induci solet.* Astruc.)

Enfin, il en est que l'on trouvera dans certains écarts de régime et autres circonstances débilitantes, comme études trop ardentes et trop opiniâtres, veilles trop prolongées, travaux excessifs, long abus des liqueurs spiritueuses, chaleurs ou froids intenses pour les sujets qui n'y sont point habitués, habitation dans des lieux sombres et humides, alimentation malsaine ou insuffisante, etc., etc.

CHAPITRE TROISIÈME.

Considérations générales sur le traitement des diverses lésions de la puissance génitale. De quel œil il faut envisager les panacées aphrodisiaques.

« On ne peut disconvenir qu'il n'y ait de mauvaises disposi-
» tions du corps contraires à l'acte de la génération, et indé-
» pendantes des lésions que les anatomistes ont reconnues dans
» les organes de la génération. »

Le Prof. PORTAL.

D'après ce court aperçu des différentes causes de l'impuissance, de l'atonie génitale, etc., l'on voit manifestement que le traitement en doit varier essentiellement suivant les dispositions spéciales de chacun des individus, et qu'il ne peut exister de *panacée aphrodisiaque*, c'est-à-dire, de remède convenant indistinctement dans tous les cas de lésions des facultés génitales. Ainsi, tantôt, par des moyens topiques ou des opérations plus ou moins simples, nous devrons donner aux parties sexuelles les proportions, la liberté d'action dont elles se trouvent privées ; tantôt, par de simples émolliens, nous ferons disparaître un état

d'éréthisme s'opposant à l'exercice de leurs fonctions; tantôt, par des stimulans convenables, nous
les releverons de l'engourdissement dans lequel
elles se trouvent plongées; d'autres fois, nous
en corrigerons la mollesse et la flaccidité par de
puissans *toni-génitaux*.

Dans les lésions sympathiques, nous porterons
avant tout nos soins sur les grands modificateurs
internes de l'appareil génital, c'est-à-dire, 1° sur
l'estomac, qu'il faudra souvent reconforter par
de puissans *toni-gastriques*; 2° sur le cœur, dont
le manque d'activité se corrigera par des *cor-
diaux* convenables; 3° sur la poitrine en général,
qu'il faudra fréquemment fortifier par de bienfaisans *analeptiques*; 4° sur le cerveau et les nerfs,
dont l'énergie s'augmentera par l'usage des *toni-
céphaliques* et *nervins*; 5° sur le moral, dans lequel il faudra presque toujours s'efforcer de faire
naître la gaîté par l'emploi des *lœtificans*, moyens
de stimulation douce des plus bienfaisans pour
l'exercice des facultés cérébrales, moyens que
nous ferons connaître, comme ceux ci-dessus indiqués, ainsi que les différens cas dans lesquels
ils conviennent spécialement.

Dans un certain nombre d'autres cas, ce ne
sera qu'en détruisant l'irritation dont ces mêmes
organes internes peuvent être le siége, que l'on
parviendra à rappeler dans les parties sexuelles
la force et l'activité dont elles se trouvent privées
par la concentration d'une grande masse de forces

vitales sur les susdits viscères, ou par suite de l'impossibilité où ils sont de remplir convenablement leurs fonctions, dont la régularité est indispensable au jeu naturel des organes génitaux. « On pourrait désirer plus d'ordre, dit avec rai- » son l'immortel auteur de *la Médecine physiolo-* » *gique*, que le professeur Pinel n'en a mis dans » les *névroses génitales*, et surtout qu'elles fus- » sent un peu plus rattachées aux irritations des » autres organes..... Il existe une liaison bien » digne de l'attention du physiologiste entre les » irritations, soit pectorales, soit abdominales et » les fonctions des organes génitaux. La décou- » verte de la *gastro-entérite chronique* m'a pro- » curé la guérison de plusieurs impuissances déjà » fort invétérées. »

En cas de *maladie vénérienne*, il faudra recourir aux *anti-syphilitiques végétaux*, que notre longue pratique dans le traitement des affections secrètes nous a fait connaître comme infiniment plus efficaces que le *mercure*, ce médicament des plus dangereux, que nous avons vu plus d'une fois occasionner des impuissances, lesquelles alors n'ont pu céder qu'à l'emploi d'*anti-mercuriels* convenables, vérités que nous avons exposées dans celui de nos ouvrages ayant pour (titre : LA MÉDECINE DE VÉNUS, ou l'*Art de guérir les maladies syphilitiques par une* MÉTHODE PUREMENT VÉGÉTALE. — Pareilles réflexions pour les autres causes dites par infection. (« *Si impotentia à quá-*

» *vis labe chronicâ prosopiam ducat, fugato pri-*
» *mario morbo, sensim evanescit, aliàs omnibus*
» *remediis obsurdescit.* »)   LIEUTAUD.

La prescription du régime, notamment pour ce qui concerne la nature des alimens et des boissons, ainsi que les moyens propres à modifier certaines affections de l'ame, devront aussi être pris en haute considération dans la confection de toutes ordonnances contre les différentes espèces de lésions ou vices des facultés génitales. (« *Om-*
» *nem sæpius curam absolvunt optima victûs ratio,*
» *mens salubrioribus præceptis ad hilaritatém com-*
» *posita, gratæ corporis exercitationes.....* »
                                   LIEUTAUD.

CHAPITRE QUATRIEME.

Quel sens le véritable physiologiste doit attacher à l'expression Aphrodisiaque *,* Impuissance imaginaire *, etc.*

« Comme il y a des alimens et des remèdes qui peuvent déter-
» miner un plus grand influx de sang dans les testicules, on
» peut dire qu'il y a des remèdes aphrodisiaques. »
Feu le Prof. Portal.

« Every active substance produces its peculiar operation in
» the animal economy. »
Prof. Sam. Jackson.

Les considérations générales auxquelles nous nous sommes livré jusqu'à présent sont déjà plus que suffisantes pour nous faire concevoir parfaitement combien se trouvent impropres, erronées ou fallacieuses les dénominations d'*aphrodisiaques spécifiques contre l'impuissance, la stérilité,* etc. L'on reconnaîtra aussi, d'après les mêmes vérités, la nécessité de remplacer ces dernières expressions par la définition ci-après : *Toutes affections pouvant apporter un obstacle quelconque, soit à la puissance coïtive, soit à la puissance reproductive,* lésions qu'il faudra naturellement distinguer en celles chez l'homme et en celles chez la femme.

Quant aux dénominations aussi nombreuses que vagues ou vicieuses admises pour désigner des moyens spécifiques de guérison contre la généralité des affections qui nous occupent ici, nous devons les remplacer par cette autre définition fort simple: *Tous moyens propres à lever les divers obstacles à l'exercice convenable des fonctions génitales.*

Parmi ces nombreux moyens de guérison, nous devons cependant donner une place distinguée à ceux qui agissent d'une manière toute spéciale sur les organes de la génération, par quelque voie qu'ils se trouvent administrés. Car, il ne faut pas perdre de vue que, de même qu'il est des modificateurs spéciaux très-importans du cerveau, du cœur, de l'estomac, des reins, de la vessie, etc., de même il en est des organes de la reproduction : les uns en en élevant la chaleur, la sensibilité et l'action ; les autres, en en modérant la trop grande irritabilité ; d'autres, en en augmentant le ton, la fermeté, l'élasticité, etc., tous moyens qui, comme ceux dont il a été parlé jusqu'à présent, seront scrupuleusement exposés dans notre ouvrage, avec l'indication, répétons-le, des circonstances bien précises dans lesquelles il convient de recourir préférablement aux uns ou aux autres.

Nous aurons aussi soin de bien exposer cet état ataxique pénible dans lequel les puissances vitales venant à se concentrer dans les viscères internes, et notamment dans le cerveau, abandonnent momentanément l'appareil génital et font ainsi naître l'idée d'une impuissance incurable chez des personnes d'ailleurs des plus heureusement constituées, des plus robustes et des mieux disposées à l'accomplissement des vœux de la nature, état qui, cependant, n'est rien moins que désespérant, puisqu'on le voit en général céder facilement à l'emploi simultané et sagement combiné, d'une part, des *sédatifs cérébraux, cordiaques,* etc. ; de l'autre, des *stimulo-génitaux,* double modification infiniment propre à faire naître dans les organes de la volupté une prédominance d'action vitale qui fasse taire l'excès de stimulation ou irritation des sens, des nerfs, du cerveau, etc.

C'est particulièrement cet état ataxique nerveux si cruel que la plume éloquente du professeur Virey voulut dépeindre, lorsqu'il dit : « Que » l'on se représente les misères et la honte qui » accompagnent l'impuissant dans sa couche » nuptiale ; quel dépit doit l'enflammer après de » trop vains efforts ! Quel chagrin cuisant doit » le tourmenter la première fois qu'il approche » son épouse, et qu'un organe capricieux dément » obstinément ses plus magnifiques promesses !!! » Il fuit, et souvent de cette époque datent des » antipathies invincibles, un mépris réciproque, » source éternelle de disputes faisant un enfer du » ménage et le désespoir de la vie. Car souvent,

» par un malheur incompréhensible, l'imagina-
» tion, effrayée de cette froideur funeste, se glace
» de nouveau à de nouvelles approches, et loin
» de pouvoir effacer son opprobre par de nom-
» breux triomphes, on n'acquiert de plus en
» plus que la triste certitude de sa faiblesse. »

Toutes passions, affections et sentimens pro-
fonds de l'ame, comme la colère, la contrariété,
le chagrin, la peur, la crainte, la timidité, etc.,
peuvent faire naître subitement l'état fâcheux
dont il vient d'être parlé. Il en est de même du
manque absolu d'estime ou du plus grand mépris
pour la personne avec laquelle on vient à se
trouver aux prises. Des actes d'impudeur, des
preuves d'une non virginité dont on avait d'abord
bercé plus ou moins long-temps son imagination,
quelque vice d'organisation d'abord inconnu,
la vue d'un mal quelconque peuvent amener le
même résultat.

Cette déplorable situation peut aussi reconnaî-
tre pour causes des airs hautains, des gestes de
mépris, des signes de froideur de la part de
l'objet d'ailleurs le plus sincèrement désiré. Des
manières imposantes, les apparences d'une pudeur
portée au dernier degré de sévérité ainsi que de la
plus parfaite innocence, comme toutes autres
circonstances capables de nous inspirer une trop
haute considération, un grand respect ou de la
compassion pour le même objet, donnent aussi
fréquemment lieu à la même apparence d'impuissance.

Enfin, qui croirait que l'amour même le plus ardent, les désirs les plus brûlans peuvent mettre l'homme le plus puissant de sa nature hors d'état de caresser efficacement l'objet le plus enchanteur et le plus adoré ? C'est cependant ce qui s'observe très-fréquemment. L'amour moral excessif devient ici égal dans ses effets aux plus violentes et aux plus profondes passions, en concentrant dans le cerveau la somme des principes d'excitation naturellement destinés à animer les organes de la volupté physique.

Aussi la femme doit-elle éviter de prononcer définitivement sur le degré de puissance génitale de l'homme d'après ses débuts auprès d'elle, puisque tant de circonstances appartenant uniquement à l'empire trompeur de l'imagination peut seul lui donner le change sur la véritable valeur génitale intrinsèque de celui-ci, dans les premiers instans des rapports physiques intimes.

Or, répétons-le, dans tous ces cas, comme dans beaucoup d'autres de la même nature que nous exposerons dans cet ouvrage, il n'est pas de moyen qui se montre aussi promptement efficace que la double médication dont nous avons parlé tout à l'heure, c'est-à-dire l'emploi des *sédatifs cérébraux et des stimulo-génitaux réunis*, méthode dont une foule de succès dans l'espèce nous ont fait connaître les précieux avantages.

CHAPITRE CINQUIÈME.

Les lésions des facultés génitales proviennent presque toutes du manque d'énergie vitale. Conséquemment la méthode la plus générale de les combattre consiste dans la corroboration des parties sexuelles, de l'estomac, des nerfs et souvent de l'économie entière.

« L'impuissance qui exige des remèdes et se montre surtout
» guérissable est celle qui dépend du relâchement, de la fai-
» blesse, de la paralysie des parties destinées à la génération,
» du défaut de semence, de la froideur du tempérament ; de
» l'indifférence pour les plaisirs vénériens. C'est ici surtout que
» conviennent ces fameux remèdes qualifiés de précipitans,
» d'aphrodisiaques... »

Docteur MENURET.

Parmi les différentes causes que nous avons exposées comme capables de déterminer les affections qui nous occupent ici, il n'en est assurément point de plus fréquentes que celles tenant à l'*atonie*, c'est-à-dire au manque de ton ou de force soit des organes génitaux, soit de l'estomac ou autres grands viscères dont la parfaite intégrité est indispensable à la puissance génitale, puissance que nous devons définir ainsi : *La faculté de se livrer fréquemment aux plaisirs sexuels avec régularité, force et fruit, ainsi qu'avec ces délices ineffables que la nature voulut surtout attacher aux premiers actes de la reproduction.*

Aussi, parmi le grand nombre de cures que nous avons eu occasion d'opérer depuis une dixaine d'années, nous sommes-nous trouvé particulièrement redevable de nos succès à la prescription des formules dites primitivement *toni-gastro-gé-nitales*...., et que nous devons maintenant définir ainsi : *Moyens propres à relever le ton des organes de la digestion, de la sensibilité et du mouvement; à augmenter les forces générales et en particulier celles des parties génitales; à activer la sécrétion de liqueurs spermatiques reproductives; à rendre les érections non-seulement plus fréquentes, mais encore plus fortes et de plus longue durée; à prévenir les éjaculations trop promptes, ainsi que ces pertes involontaires de semence qui ne peuvent tarder de porter de si cruelles atteintes à la puissance génitale comme à l'économie entière.*

L'illustre Genevois, Ch. Bonnet, dont les infatigables expériences sur la génération ajoutèrent tant aux savantes recherches de l'immortel Buffon sur cette belle branche des sciences naturelles, nous prouva qu'il est peut-être celui de tous les physiologistes qui ait le mieux senti les rapports intimes de l'appareil reproducteur, non-seulement avec l'estomac et le cerveau, mais encore avec la totalité de l'économie vivante, lorsqu'il dit : « On

» a dit assez communément que la liqueur sémi-
» nale est un extrait du corps organisé..... Mais
» j'ai pensé que les organes de la génération, soit
» ceux du mâle, soit ceux de la femelle, pou-
» vaient bien avoir été construits avec un art si
» merveilleux qu'ils fussent une *représentation*
» *des principaux viscères de l'animal.* »

Quand, dans d'autres ouvrages, nous avons
parlé des prompts et puissans effets de nos formules aphrodisiaques, nous avions particulièrement en vue, non nos véritables toniques, mais
bien nos *stimulo-génitaux*, lesquels se distinguent
essentiellement des premiers par l'action ex-
traordinaire qu'ils font naître presque subitement
dans les parties sexuelles, *accélération d'activité
vitale d'où résultent promptement les érections les
plus fortes et l'entraînement souvent le plus irrésistible à l'acte amoureux ;* tandis que les pre-
mières formules n'augmentent la puissance génitale que d'une manière graduelle, mais aussi par
une véritable reconfortation des plus solides et
des plus durables.

L'on nous écrit souvent des différens points de
la France et des différens autres pays où nos ouvrages se trouvent répandus ou traduits, pour
nous demander des formules aphrodisiaques de
la nature de celles que nous venons de mention-
ner. Mais, comme il convient, pour rendre des
services réels, de ne baser de telles prescriptions
que sur l'état de chaque individu, nous avons

cru devoir faire précéder ce nouvel écrit par l'avis général ci-après , d'autant plus que nous l'avons annoncé depuis long-temps dans nos précédens écrits sur la génération.

CHAPITRE SIXIÈME.

Avis général aux consultans par correspondance sur les renseignemens à fournir pour que le traitement ne repose absolument que sur des données qui leur soient réellement propres.

« Adresser des remèdes à une entité morbide factice sans » apprécier leurs effets sur les organes qui les reçoivent, et sur » ceux qui sympathisent avec ces organes, c'est guérir ou exas- » pérer une maladie sans en connaître la raison. »

Le Prof. BROUSSAIS.

D'après les lois de la saine physiologie, ces expressions *liqueurs toni-gastro-génitales,* comme tous autres termes désignant une propriété médicinale tant soit peu générale dans son application, ne doivent être considérées que comme de pures abstractions par lesquelles le véritable médecin entend, non les *panacées* de l'aveugle empirisme ou prétendus remèdes efficaces dans tous les cas, mais bien une *méthode réellement curative* convenant à la majeure partie des individus, et pouvant même convenir à tous par de sages modifications dans les ordonnances, toujours prudemment assises sur les dispositions physiques et morales de chacun des cliens. Or, pour le plus grand nombre des lésions génitales du genre de celles qui nous occupent ici, tels sont les principaux renseignemens dont nous avons besoin d'éclairer notre jugement avant de donner des formules aphrodisiaques réellement applicables dans l'espèce. — Ces questions ne paraîtront trop nombreuses qu'aux yeux des esprits superficiels qui ignorent combien en médecine il importe de constater rigoureusement les causes des maladies avant de procéder à leur extirpation, à l'effet de n'adopter que des modes de traitement solidement assis sur des faits évidens, clairs, authentiques. (« *Sublatâ causâ, tollitur effectus.* ») BAGLIVI.

1° Les organes génitaux, et notamment les testicules, sont-ils bien développés, fermes, élastiques ?

2° Les érections des parties sexuelles sont-elles bien rares, faibles, de fort courte durée ?

3° Se sent-on une vive impulsion aux jouissances amoureuses ? La connaissance de cette dernière circonstance est loin d'être sans importance quant à l'appréciation du degré plus ou moins élevé de la puissance génitale individuelle. L'observation nous a, en effet, bien démontré qu'en thèse générale, les deux sexes possèdent d'autant plus d'élémens réels de cette force précieuse, qu'ils se sentent plus d'entraînement l'un vers l'autre, et cette vérité s'applique à l'amour même que l'on qualifie de moral. La raison toute simple en est que nos sentimens instinctifs, nos inclina-

tions et nos passions ne peuvent être que le résultat des besoins transmis plus ou moins impé-
rieusement par les viscères au cerveau, à l'in-
telligence, à l'ame. *Besoin*, *désir* et *faculté*
doivent donc être considérés comme trois choses
généralement inséparables dans l'exercice des
fonctions vitales. Toutes les fois donc que nous verrons dans un individu quelconque un vif penchant pour le sexe, nous devons conclure qu'il
existe en lui un besoin incontestable de se livrer
aux plaisirs amoureux, que la nature n'a pu lui
en refuser la faculté, et que, s'il se manifeste
néanmoins chez lui une faiblesse génitale plus ou
moins considérable, nous ne devons nullement
en accuser sa constitution spéciale, mais rechercher au contraire les causes de cette atonie dans
des accidens auxquels il sera toujours plus ou
moins facile de remédier par une bonne méthode
d'investigation et de traitement.

4° Combien de fois par semaine, etc...., se
livrait-on aux plaisirs sexuels avant que l'atonie
génitale se manifestât?

5° Ne s'était-on pas antérieurement laissé entraîner à de grands excès en amour, à l'onanisme
ou masturbation? Dans le cas d'une réponse af-
firmative, quelles impressions particulières ces
écarts du régime produisaient-ils sur la poitrine,
l'estomac, le cœur, les nerfs, le cerveau, le
moral?

6° N'aurait-on pas été atteint de maladies syphilitiques intenses capables d'exercer une fâcheuse influence sur la santé générale comme sur la puissance génitale en particulier? Ces maladies ont-elles été bien radicalement guéries? n'aurait-on point fait usage de préparations mercurielles ou d'autres agens thérapeutiques non moins pernicieux ?

7° Depuis que l'atonie ou faiblesse génitale s'est manifestée, combien de fois par semaine, par mois, etc...., se livre-t-on encore aux plaisirs amoureux ?

8° Lors du rapprochement sexuel, l'éjaculation de la liqueur spermatique se fait-elle avec une promptitude telle que l'on n'ait point le temps de savourer la volupté et de la procurer à l'objet caressé ?

9° A l'éjaculation voit-on succéder immédiatement une flaccidité remarquable dans les parties érectiles ?

10° Fait-on des rêves lascifs qui occasionnent des éjaculations spontanées ?

11° A-t-on pu observer si la liqueur spermatique est abondante, claire, consistante ?

12° Les pertes séminales produisent-elles un sentiment bien profond de faiblesse physique et morale? ce sentiment, s'il existe, est-il de longue durée ?

13° N'aurait-on pas fait l'imprudence de recourir à des *aphrodisiaques* factices et dangereux (c'est-à-dire plus capables d'irriter le cerveau , les nerfs et l'économie entière, que de corroborer ou d'activer d'une manière bienfaisante les fonctions génitales), comme préparations *méloïques*, *phosphoriques*, et autres agens analogues plus ou moins nuisibles, surtout pour les personnes douées d'un tempérament nerveux, d'une ame vive, très-sensible? Nous ne saurions trop rappeler que les seuls vrais aphrodisiaques, notamment pour le cas d'atonie génitale, qui est le plus fréquent, sont les toniques réels de l'appareil sexuel, de l'estomac et du corps entier; mais nullement de vaines et passagères stimulations ou irritations des organes de la volupté.

Viennent ensuite des renseignemens d'un autre ordre, mais tendant au même but, c'est-à-dire à la connaissance exacte du cas pour lequel on consulte, des dispositions du corps, des causes réelles de l'affection.

1° L'âge et la constitution générale. Celle-ci est-elle forte, faible ou maladive?

2° Le degré d'embonpoint ou de maigreur.

3° Le tempérament particulier. Est-il sanguin, nerveux, bilieux, mélancolique, hypocondriaque, musculeux, érotique ou amoureux? (L'on peut voir l'influence remarquable des tempéramens sur la puissance génitale dans notre ouvrage ayant pour titre : LE LAVATER DES TEMPÉRAMENS ET DES CONSTITUTIONS.)

4° Ne se serait-on pas trouvé ou ne se trouverait-on pas encore en proie à quelque chagrin profond, à des méditations trop sérieuses, capables de concentrer dans l'organe essentiel de la pensée la somme de vitalité destinée à l'excitation convenable des organes de la reproduction?

5° *L'idiosyncrasie* ou susceptibilité individuelle. Est-il certains alimens, boissons, épices, médicamens, etc., pour lesquels on affecte une répugnance plus ou moins prononcée?

6° N'aurait-on point éprouvé quelque maladie dans un temps plus ou moins rapproché de l'époque où se manifesta la lésion génitale pour laquelle on consulte?

7° Est-on actuellement exempt de toute maladie autre que cette dernière?

8° Reconnaît-on en soi quelque prédisposition à une maladie quelconque non encore déclarée, par exemple un sentiment bien prononcé d'irritation ou de faiblesse dans les organes de la tête, de la poitrine, du bas-ventre, etc.... ?

9° Quelle est la régularité ou l'irrégularité de l'exercice des facultés de l'entendement, de la respiration, des battemens de cœur, de la digestion, en un mot des principales fonctions?

10° Quel est le régime habituel? N'y aurait-il pas parmi les alimens, les épices et les boissons dont on use ordinairement, des élémens de stimulation factice, plutôt que des principes de restauration réelle, solide et durable? (Comme pour les médicamens, la liste des épices, des boissons et des alimens les plus favorables à la sécrétion

de la liqueur spermatique et à la puissance génitale sera donnée dans cet ouvrage avec le plus
grand soin , et ce eu égard à l'âge , au tempérament et à un grand nombre d'autres circonstances
importantes. Nous présenterons aussi, naturellement , la liste des espèces des mêmes ordres capables de porter des atteintes plus ou moins graves
à l'appareil sexuel.)

CHAPITRE SEPTIEME.

Quelles sont les formes pharmaceutiques les plus généralement employées pour fortifier ou activer la puissance génitale. Manière de s'en servir et dose.

« Chaque glande (le testicule est une glande, comme l'on sait)
» a certaines substances avec lesquelles elle est exclusivement en
» rapport dans l'état naturel....Voilà pourquoi certaines substan-
» ces affectent d'une manière particulière le testicule, augmen-
» tent sa sécrétion, et même sollicitent à l'éjaculation de la
» semence. »

Le Prof. BICHAT.

« Lorsque l'estomac n'est pas assez stimulé par les alimens ,
» toutes les fonctions deviennent languissantes..... Celui qui ne
» sait pas diriger l'irritabilité de l'estomac, ne saura jamais traiter
» un malade. »

EXAM. DES DOCTR. MÉDIC.

D'après toutes les données fournies antécédemment, le lecteur s'est formé désormais une juste idée des préparations que la médecine qualifie *d'aphrodisiaques :* ce sont, comme l'on sait, celles qui renferment les élémens d'une augmentation de vitalité dans les organes sexuels. La distinction des mêmes puissances en *spécifiques* et en *indirectes* se trouve aussi parfaitement comprise.

Il ne nous reste donc plus qu'à exposer les formes médicamenteuses de cette vertu que nous ordonnons le plus fréquemment et avec le plus de succès, pour rendre aussi faciles et aussi claires que possible les consultations par correspondance. Ces formes se distinguent particulièrement en moyens topiques et en internes.

Les aphrodisiaques topiques sont ceux qui se mettent directement en contact avec les organes génitaux ou avec d'autres points de la périphérie du corps unis avec les premiers par les liens d'une sympathie plus ou moins intime, c'est-à-dire la partie interne et supérieure des cuisses, les aines, le périnée, les fesses, les lombes, le creux de l'estomac, la région des seins, les aisselles, les côtés du cou, toute la partie postérieure du tronc correspondant à la colonne vertébrale.

Ces moyens topiques se trouvent à leur tour distingués, 1° en *toni-génitaux*, lesquels augmentent la force des parties sexuelles d'une manière solide et durable, rendent ainsi aptes à se livrer aux plaisirs de l'amour avec plus de vigueur et plus de chances de se propager. (Nous verrons qu'ils consistent généralement en des *decocta vineux* préparés avec les substances végétales les plus corroborantes) ; 2° en *stimulo-génitaux*, lesquels jouissent de la vertu d'accélérer le jeu des parties sexuelles, de donner ainsi naissance à des érections promptes, à des désirs vifs et subits. (Ce sont généralement des *teintures* imprégnées des excitans génitaux les plus actifs, mais toujours dépourvus, néanmoins, de tout principe d'irritation.)

Viennent ensuite les aphrodisiaques qui se prennent intérieurement, et qui sont, sans contredit, les plus importans dans leurs effets, les plus usités, ceux dont la médecine obtient les résultats les plus satisfaisans : ce sont, pour ainsi dire, de véritables liqueurs de table, lesquelles ne se montrent pas moins agréables au goût que bienfaisantes pour l'appareil génital et l'ensemble de l'économie. Comme les topiques, ces derniers moyens se distinguent en *liqueurs toni-génitales* et en *liqueurs stimulo-génitales*, qualifications qu'il devient conséquemment inutile de définir de nouveau.

Mais les formules dont l'usage est le plus généralement ordonné pour la guérison de l'*impuissance*, etc., résultant surtout d'une faiblesse plus ou moins grande dans les parties sexuelles, par suite d'excès en amour, de l'onanisme et de toutes autres causes débilitantes, sont celles dont nous avons déjà parlé sous la dénomination générique de *liqueur toni-gastro-génitale....*

La liqueur toni-génitale présente en effet, au suprême degré, les propriétés ci-après : 1° par les précieux stomachiques qui entrent dans sa composition, elle fortifie puissamment l'estomac ainsi que le reste de l'appareil digestif, rend les digestions beaucoup plus actives, beaucoup plus

faciles, d'où la préparation d'un chyle plus abon-
dant, et la confection d'un sang plus riche en
principes de restauration universelle ; 2° par
l'excellent choix des *aphrodisiaques toniques* spéciaux qui viennent se joindre à ces énergiques
stomachiques, il en résulte plus de nourriture
dans les parties sexuelles, préparation d'une plus
ample quantité de liqueurs reproductives, des
érections plus fermes et plus durables, des jouissances plus longuement savourées ; enfin, la faculté de se livrer un plus grand nombre de fois
à l'acte sexuel sans éprouver ce sentiment de fa-
tigue si sensible et si pénible chez les personnes
dont l'appareil génital et l'économie présentent
déjà un degré plus ou moins élevé de débilité ou
d'inertie.

Il nous arrive assez souvent de faire précéder
l'emploi de ce puissant reconfortant liquide des
organes génitaux, du canal alimentaire et de l'é-
conomie entière par celui d'une sorte de *chocolat*
également fort agréable au goût, et que nous
avions aussi désigné sous la qualification de *toni-*
gastro-génital dans un de nos précédens ouvrages.
Ce chocolat (pour employer ici l'expression générique) constitue l'aliment le plus analeptique
dont l'homme puisse faire usage, convient à peu
près dans les mêmes cas que la liqueur de la
même épitèthe, mais particulièrement, cependant, aux personnes douées d'une très-grande

irritabilité, d'un excès de sensibilité morale et nerveuse. Il se compose particulièrement, 1º des extraits alimentaires les plus promptement corroborans et les plus faciles à digérer ; 2º des toniques génitaux les plus bienfaisans ; 3º des adoucissans les plus salutaires. La manière d'en faire usage ne diffère nullement de celle de prendre tout autre chocolat.

Quoique ce ne soit point encore ici le lieu d'exposer la longue liste des substances que nous faisons entrer dans nos différentes formules excitantes ou reconfortatrices des parties génitales, tant chez l'un que chez l'autre sexe, nous dirons cependant que, dans la plupart de ces préparations pharmaceutiques, nous sentons la nécessité de faire entrer une dose plus ou moins considérable de ces puissances reconfortatrices des nerfs, de ces *nervins* efficaces dont le célèbre et savant Zimmermann proclama si bien les bienfaits inappréciables, lorsqu'il dit : « A l'homme dont les nerfs se trou-
» vent relâchés, la terre ne paraît plus qu'un
» désert. Mais viennent-ils à ressentir une légère
» reconfortation, celle-ci devient pour lui les
» fleurs des prairies, la lumière du soleil, le bo-
» cage résonnant du gazouillement des oiseaux....
» *Dem menschen scheint die Erde eine Wüsteney*
» *seyn, wenn seine Nerven schlapp sind..... Aber*
» *die Fluren bieten ihm ihre Blumen an, für ihn*
» *leuchtet die sonne, für ihn schallt der gesangvolle*

» *Hain , wenn seine Nerven eine flüchtige stärke*
» *empfinden.* »

Manière de se servir des principaux Aphrodi-
siaques précédens, ainsi que leur dose.

Les *teintures* STIMULO-GÉNITALES (qui sont les
formes pharmaceutiques les moins fréquemment
usitées parmi nos aphrodisiaques les plus géné-
raux) s'administrent spécialement en frictions sur
les différens points de la périphérie du corps que
nous avons indiqués comme unis avec l'appareil
sexuel par les liens d'une sympathie étroite,
comme aussi sur les bourses et quelquefois même
sur le membre viril.

Les *decocta vineux* TONI-GÉNITAUX servent particulièrement pour des bains locaux, c'est-à-dire
pour le membre viril et les bourses. (Il est aussi
différens *decocta aqueux* qui s'emploient en bains
de siége, et quelquefois même en bains entiers,
dans certains cas que nous verrons plus tard.) Les
femmes dont les parties sexuelles se trouvent plus
ou moins relâchées ou affectées de *fleurs blanches*
plus ou moins abondantes (causes très-fréquentes
de stérilité, dans les grandes villes surtout) em-

ploient ces divers moyens de la même manière que les hommes, et de plus *en injection dans le vagin*, pour obtenir une plus prompte tonification.

La LIQUEUR TONI-GASTRO-GÉNITALE (qui est la plus ordinaire et la plus efficace de toutes nos formes pharmaceutiques), cette liqueur, disons-nous, ainsi que tous nos autres aphrodisiaques liquides destinés à être bus, se prennent à la dose de *trois petits verres à liqueur de table ordinaire* chaque jour, dont un le matin, à jeun; un autre entre le déjeuné et le dîné; le troisième, immédiatement avant le coucher. De cette manière, l'on consomme de ces liqueurs environ une bouteille à vin ordinaire par semaine.

Comme nos formules ne sont jamais générales, mais toujours calquées sur l'état individuel rigoureusement constaté par la correspondance ou une consultation en personne, nous y faisons entrer les principes réellement agissans dans des proportions basées sur ces importantes données, de manière qu'à une dose de liqueur qui, au premier aspect, paraît la même pour tous les cliens, nous puissions cependant offrir à chacun d'eux une médication différente qui leur convienne spécialement. Par là, nous évitons des répétitions inutiles dans les nombreuses consultations que nous devons écrire chaque jour, et prévenons en même temps toute erreur de la part de nos lecteurs , quant à ce qui concerne la dose comme le mode d'administration.

FIN DU PREMIER PROSPECTUS

ou des

Données générales sur les lésions de la puissance génitale.

Paris, ce 1er Avril 1836.

MOREL, DE RUBEMPRÉ,

D. M. P.   *rue Saint-Martin, N° 34.*

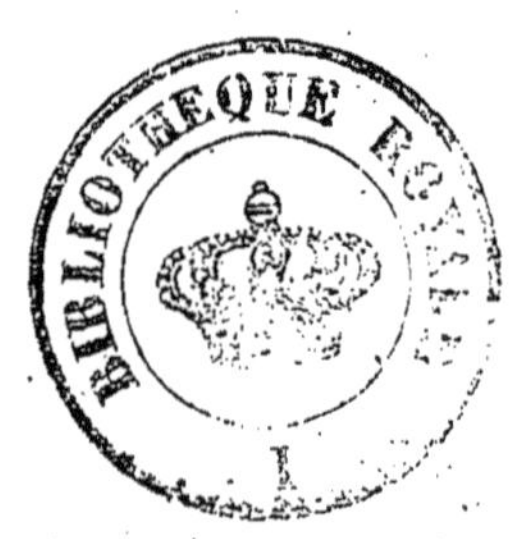

www.ingramcontent.com/pod-product-compliance
Ingram Content Group UK Ltd.
Pitfield, Milton Keynes, MK11 3LW, UK
UKHW020046100726
13658UKWH00004B/1588